I0075986

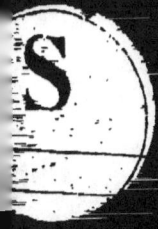

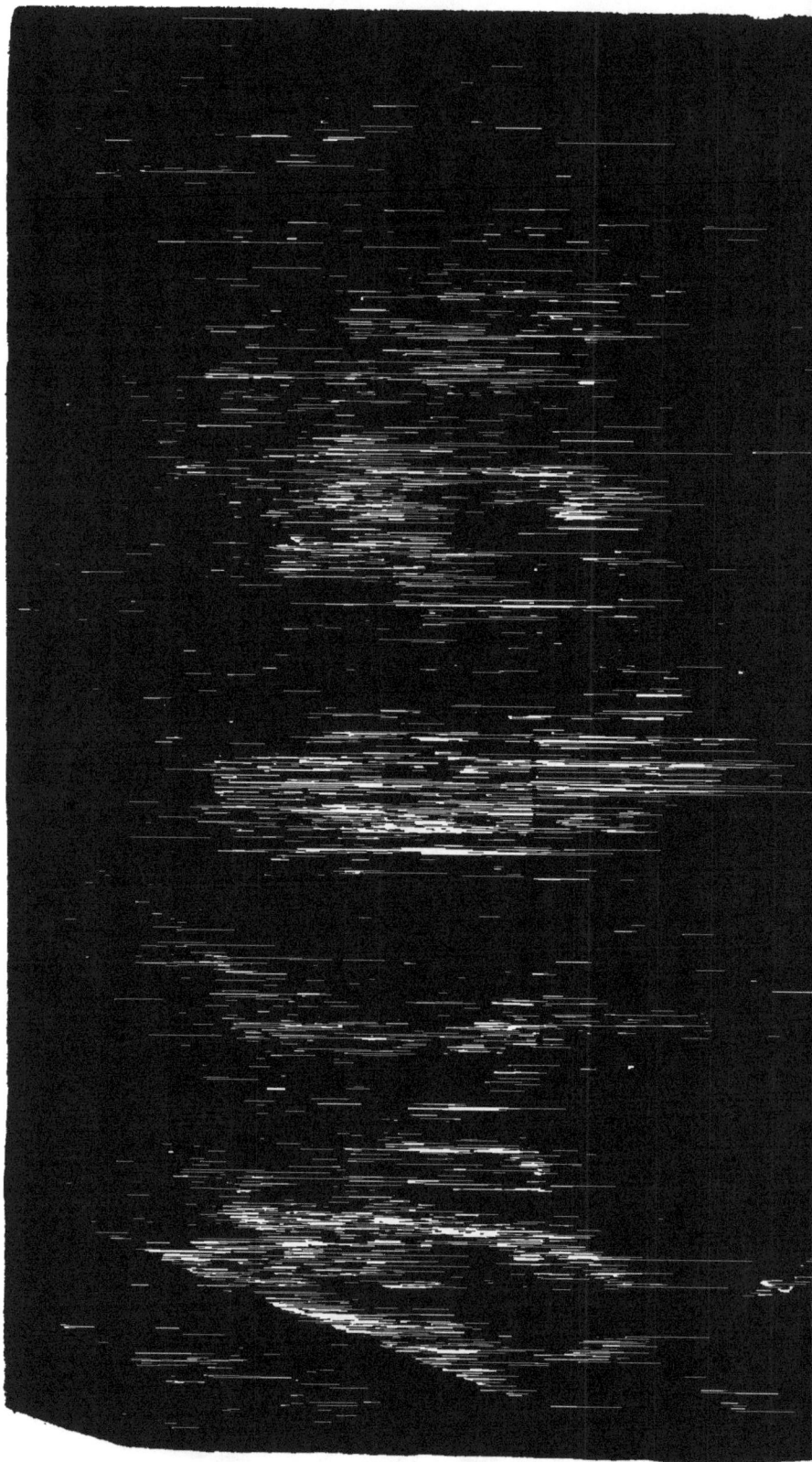

MÉDITATIONS

SUR QUELQUES POINTS

D'HISTOIRE NATURELLE

GÉNÉRALE

PAR

SÉLIM ERNEST MAURIN,

Docteur en Médecine ;
Lauréat de la Faculté de Médecine de Montpellier
Et des Sociétés Impériales de Médecine de Bordeaux et de Lyon ;
Membre actif du Comité Médical des Bouches-du-Rhône,
De la Société de Statistique et de la Société d'Horticulture de Marseille ;
Membre correspondant des Sociétés Impériales de Médecine
Des Alpes Maritimes , de Bordeaux et de Lyon.

« Istam rerum naturæ contemplationem
« quamvis non faciat medicum , tamen
« aptiorem medicinæ reddere. »

(CELSE , p. 1).

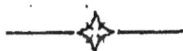

MARSEILLE

TYPOGRAPHIE ET LITHOGRAPHIE ARNAUD ET Cᵉ,
CANNEBIÈRE, 10.

—

1863

1864

31150

C.

A MONSIEUR X.

Etudiant en médecine.

Très-cher ami,

C'est pour vous faire comprendre l'esprit philosophique des doctrines vitalistes que j'ai écrit ces Méditations. Puissent-elles concourir à faire entrer vos collègues dans la bonne voie, aussi bien que ce que vous y êtes entré vous-même.

Dr E. M.

MÉDITATION

sur

QUELQUES POINTS

D'HISTOIRE NATURELLE GÉNÉRALE.

—⁓⁓—

I

Origine des Etres.

La première question qui se présente à l'esprit est celle de l'*Origine des Etres*. Mystère que les savants ont tâché de dévoiler et qui de tout temps a exercé la sagacité des philosophes.

1° Les êtres ont-ils toujours existé, où sont-ils nés à une certaine époque?

2° Cette époque a-t-elle été la même pour tous?

3° Peut-on, s'il en existe plusieurs, assigner à chacune d'elles une date certaine?

Tels sont les trois problèmes intéressants qu'il s'agit de résoudre d'abord, et qui appartiennent en même temps aux sciences métaphysiques et aux sciences physiques.

— *Les Etres ont-ils existé de tous temps?*

Il n'y aurait, dès lors, ni création, ni créateur. — La saine philosophie réprouve à bon droit cette thèse : car tous les peuples croient en Dieu, et l'idée de temps donnée par les phénomènes naturels implique celle du commencement.

La science démontre la formation successive d'êtres nouveaux, et la perfection croissante des organismes : de nos jours ne voit-on pas les eaux déposer des corps dont les analogues n'existent pas dans les sédiments d'autrefois? Cette création de chaque heure est évidente et prouve d'une manière irréfutable que *tous les êtres n'ont pas existé de tous temps.*

— *Quelques êtres jouiraient-ils de la propriété d'avoir existé de tous temps?*

On peut diviser les Etres en quatre grands règnes : minéraux, végétaux, animaux, hommes. Assurons-nous si quelque individu appartenant à l'un de ces divers règnes a une existence sans commencement.

1° *Règne humain et règne animal.* — Si nous pénétrons dans la terre aussi avant que le permettent nos instruments et couche par couche, nous constatons que la perfection de l'organisme animal diminue peu à peu, et nous ne sommes pas encore bien loin de la surface terrestre que déjà nous ne trouvons plus trace d'animaux fossiles.

2° *Règne végétal.* — Les observations faites relativement au règne végétal conduisent aux mêmes résultats. — Seulement quelques végétaux fossiles ont été trouvés dans des couches plus profondément situées que celles qui contiennent les derniers animaux.

3° *Règne minéral.* — On rencontre des minéraux à toutes les profondeurs, mais à mesure que l'on s'approche du centre, on voit des corps particuliers, boursoufflés et même en fusion. — Des observations d'un autre ordre et tout aussi certaines amènent à conclure que les roches dites primitives, actuellement solides ou liquides, boursoufflées, cristallines, rougies à blanc ou fluides, étaient autrefois à l'état de vapeurs ou nébulosités..........

Nous sommes donc amenés à conclure que l'homme, les animaux et les végétaux n'ont pas existé de tous temps; que les minéraux ont eu jadis une existence différente de celle qu'ils ont à présent; car on distingue les minéraux en espèces, et l'espèce est déterminée par une composition définie, tandis qu'autrefois il y avait, au moins, fusion, mélange sans caractère, absence de signes distinctifs. Donc tous les êtres sont nés à une certaine époque,

— Cette époque a-t-elle été la même pour tous les êtres ?

Les recherches faites pour élucider le premier point, permettent de répondre négativement, puisque les minéraux, les végétaux, les animaux et les hommes ont paru successivement.

— Peut-on assigner une date certaine à chacune de ces périodes ?

La date relative se trouve écrite dans les assises terrestres où l'on voit, nous l'avons déjà dit, en allant de la surface au centre, l'homme, les animaux, les végétaux, les minéraux.

Les dates chiffrées sont plus hypothétiques et ont nécessité des calculs difficiles qui ne satisfont qu'une vaine curiosité de l'esprit.

Voilà ce que la science jointe à la philosophie enseignent de certain touchant l'*origine des Etres*.

II

Évolution des Etres.

Les métaphysiciens poussant plus loin l'investigation, recherchent *avec quoi et pourquoi* les êtres ont été formés. Nous ne les suivrons pas sur ce terrain des causes premières et des causes finales ; mais il nous importe de connaître les lois de l'Evolution des Etres.

Cette étude demande tout d'abord l'analyse de l'existence et de la vie.

EXISTENCE.

Le type MINÉRAL, le premier et le plus anciennement créé, est caractérisé par *l'existence* pure. Du moment *qu'il est*, le MINÉRAL a :

1° Des propriétés générales qui lui sont données par la matière ;

2° Des propriétés spéciales qui lui sont données par le mode de groupement de la matière.

Le MINÉRAL est soumis :

1° A des lois générales qui sont dictées à la matière par les agents fluidiques.

2° A des lois spéciales qui sont dictées par les agents fluidiques au mode de groupement de la matière.

Prenons pour exemple un morceau de fer et un morceau de verre.

Voici deux corps minéraux qui, par cela seul qu'ils existent, ont des propriétés générales communes : (Etendue, — impénétrabilité, — divisibilité, — porosité, — élasticité, — mobilité, — inertie), et sont sujets à des lois communes fluidiques (de pesanteur de calorique, de lumière, d'électricité de magnétisme).

Mais l'espèce minérale *fer* est distincte de l'espèce minérale *verre* par des propriétés spéciales de matière (pour n'en citer qu'une, cristallisation pour le fer, pas de cristallisation pour le verre), et par des lois spéciales fluidiques (le fer conduit bien l'électricité, le verre est mauvais conducteur).

L'*Existence* des corps minéraux est donc caractérisée par l'action et la réaction d'une *matière* sur les *agents fluidiques*.

Si nous nous demandons maintenant *ce qu'est la matière*, nous serons en droit de dire avec certitude : *C'est ce qui tombant sous nos sens, a une forme géométrique, polyédrique, jamais curviligne ; une structure cristalline ou amorphe ; une composition chimique, identique pour les molécules d'une même masse ; un accroissement par juxtapposition de particules autour d'un noyau central ; une manière toujours semblable de répondre à la même incitation.*

A cette question : *Qu'est-ce que les agents flui-diques ?* nous répondrons : *C'est ce qui affecte la matière suivant des lois générales invariables et des lois spéciales variables.*

Nous n'aurons ainsi rien préjugé ; mais l'exis-tence dont nous connaîtrons le dualisme substan-tiel et dynamique, n'en demeurera pas moins une énigme, la nature des agents fluidiques étant in-déterminable.

VIE.

C'est le caractère du type ORGANIQUE.

Du moment qu'il est, l'ORGANE a :

1º Des propriétés générales qui lui sont données par sa matière ;

2º Des propriétés spéciales qui lui sont données par le mode de groupement de sa matière.

L'ORGANE est soumis :

1º A des lois générales qui sont dictées à sa matière par les agents fluidiques ;

2º A des lois spéciales qui sont dictées au mode de groupement de sa matière par les agents flui-diques.

Exemples :

Les forces catalytiques de certains organes, les fermentations, etc.

Mais du moment qu'il vit, l'ORGANE a des proprié-tés fonctionnelles, est soumis à des lois qui ne se rapportent plus à celles de l'existence et qui cons-tituent un mode nouveau.

Qu'est ce donc que la vie ?

Pour les yeux du savant qui voient les éléments de l'être, confondus dans le blastème primitif, sortir suivant des règles immuables du foyer qui les recèle, se montrer l'un après l'autre, et quoique jouissant de propriétés distinctes s'unir par une corrélation, des sympathies, un ensemble de besoins généraux qui rendent complexe davantage leur intrication ; pour les yeux du savant qui voient les éléments formateurs pénétrer l'un dans l'autre, se métamorphoser, s'accroître, se rompre pour reprendre peu de temps après d'autres formes, la vie est une incessante composition et décomposition des molécules du corps par l'effet de propriétés inhérentes à ces molécules.

Mais pour l'esprit du savant *la vie est alors l'effet des organes!* D'autre part *l'organe est l'effet de la vie!* Puisque pour que l'organe vivant paraisse, il faut que deux cellules placées dans des conditions particulières se fusionnent. L'organe est donc alternativement cause et effet, cercle vicieux qui ne saurait satisfaire !

La synthèse est impossible, donc l'analyse n'était pas exacte. — D'où provient l'erreur? Voici comment l'analyse a été faite, avec les yeux du savant, qui appartiennent au domaine des choses matérielles et qui ne peuvent percevoir que des sensations physiques :

S'il y a dans le corps vivant *quelque chose* de non appréciable pour le sens visuel, ce *quelque chose*, peut être très-puissant, a échappé à l'analyste et a manqué lorsqu'on a voulu reconstituer l'être. Or, ce *quelque chose* que les sens sont inaptes à apprécier, l'intelligence ne pourrait-elle pas l'indiquer ? Reprenons l'analyse par le raisonnement : l'organe, les sens nous le prouvent, est bien la voie de manifestation de la vie; la vie est rendue évidente par les phénomènes spéciaux qui réclament comme élément l'organe. Mais si l'idée de vie, au point de vue métaphysique, implique celle d'existence d'organe, l'idée d'existence d'organe n'implique pas celle de vie — puisqu'un organe existe mort, c'est à dire lorsqu'il y a absence de vie. L'existence de cet organe mort diffère, dira-t-on, de l'existence de la matière inerte, car cette dernière n'est pas succeptible de putréfaction; mais la putréfaction est soumise aux lois chimiques, on ne saurait en dire autant de la vie. — Donc la vie est autre chose que l'organe, l'organe n'est que l'instrument des manifestations de la vie. — L'incessante composition et décomposition des molécules est une résultante, comme le mouvement des mondes est une résultante. — Tous les phénomènes de la vie sont régis par une force, un αρχη, un principe, un *quelque chose* qui étend son empire sur les divers systèmes organiques, les harmonise, les fait solidaires, simplifie et facilite le jeu vital que nous trouvons complexe, enfin rend les organes capables d'exécuter les fonctions qui leur sont dévolues. — L'état normal des organes est nécessaire à la libre action de ce principe qui existe chez la monade végétale comme chez l'homme, mais qui se manifeste chez ce dernier par des phénomènes plus nombreux et plus apparents parce qu'il y dispose d'instruments plus parfaits.

Ce principe de vie commun à tous les êtres organiques n'est donc pas le sang qui manque chez certains individus, ni le fluide nerveux, ni les autres humeurs que les végétaux ne possèdent pas ou qu'ils possèdent seuls, et qui, pour être liquides n'en appartiennent pas moins à la grande classe des éléments matériels de l'économie (οργανα).

Est-ce l'un des fluides impondérables connus qui mérite le nom de principe vital ?

Ce n'est pas la pesanteur, car si trop ou trop peu de pression sont des circonstances défavorables au végétal comme à l'animal, si les corps des animaux et des végétaux sont d'une manière générale soumis aux lois de l'attraction, d'autre part l'organe vivant lutte contre la pesanteur ; la contractilité musculaire soustrait le corps à son influence ; les mouvements du cœur, des intestins, des cellules, se font en dépit d'elle, contrairement à tous les principes de la statique ; donc la pesanteur n'est pas la cause première de la vie, puisque la cause première de la vie est en opposition avec les lois Newtoniennes.

L'électricité jouerait mieux le rôle d'agent vital ; à certaines doses elle excite la vie végétative, elle ramène la tonicité fibrillaire, elle hâte le développement des fleurs, des bourgeons etc., mais dans d'autres conditions, elle trouble les phénomènes biologiques elle intervertit l'ordre physiologique de la digestion, elle entrave l'absorption, elle s'oppose à l'assimilation, elle tue ; elle est liée à la vie : le muscle vitalisé est une pile qui fournit assez d'électricité pour faire dévier l'aiguille du galvanomètre ; cette électricité reste, la vie durant, localisée dans le muscle, quoique le corps soit bon conducteur ; mais la mort brise les liens qui la retiennent captive et la rend à la terre. Donc la cause première de la vie n'est pas l'électricité puisque la cause première de la vie est en opposition avec les lois de Coulomb.

La lumière préside au développement des organismes, à la solidification de leurs tissus, à la condensation de leurs parties ; mais la vie se développe en l'absence de la lumière, les organes centraux sont soustraits à son influence, les organes périphériques lui sont cachés presqu'en entier :

Pour accomplir certaines fonctions, l'être vivant a besoin quelquefois de lutter avec la lumière — la chenille s'enferme dans un cocon pour se transformer en papillon. — Donc la lumière n'est pas la cause première de la vie, puisque la cause première de la vie est en opposition avec les lois de la lumière.

Le calorique joue un rôle plus remarquable ; la fécondation, la germination, l'éclosion, l'assimilation et la désassimilation sont toujours accompagnées d'un développement de chaleur ; trop ou trop peu de chaleur tue, l'être vivant lutte contre

le froid et le chaud ; d'autre part, malgré les va-
riations de la température du milieu ambiant chaque corps organique possède une chaleur presque
toujours égale depuis sa naissance. Cette chaleur
propre est liée à la vie; elle reste localisée dans le
corps, quoique celui-ci soit bon conducteur. La
mort seule rompt le charme, et peu à peu l'excès,
retenu par la force de vie; retourne au foyer commun. — Donc le calorique n'est pas la cause première de la vie puisque la cause première de la
vie est en opposition avec les lois du calorique.

Ainsi, chacun des fluides impondérables influe
en bien et en mal sur l'organisme ; leur concours
dans des conditions spéciales est indispensable à
la vie; leurs lois, si immuables pour le règne inorganique, sont modifiées par la vie, dont ils ne sont
pas le principe.

La synthèse et l'analyse sont donc impuissantes
également pour nous faire connaître le secret du
principe de la vie ; parce que , par sa nature , ce
principe n'ayant aucune propriété physique connue
rend vaine toute expérimentation , et que, d'autre
part, la comparaison étant impossible (ce principe
n'ayant pas d'analogue) aucun raisonnement n'est
permis.

Mais au moins peut-on conclure de cette disser-
tation que :

La vie des corps organiques est caractérisée par
l'action et la réaction d'un *principe sur une matière et sur les agents fluidiques.*

Si nous nous demandons maintenant *qu'elle est*

la matière sur laquelle le principe agit. Nous serons en droit de répondre : qu'il agit sur la *matière cellulaire qui tombant sous nos sens a une
forme toujours curviligne, qui par conséquent
n'est ni cristalline ni amorphe, dont la composition moléculaire varie suivant les parties de la
même masse qu'on analyse, bien que cette masse
soit intégralement formée d'hydrogène, d'oxy-
gène, de carbone et fort souvent d'azote ; dont
l'accroissement se fait par intussusception et qui
répond souvent de façons différentes à la même
incitation.*

La vie est donc pour nous, comme l'existence,
une énigme indéchiffrable, mais nous pouvons
apprécier leurs manifestations respectives et nous
renseigner au moins touchant les lois des Evolu-
tions *matérielle et organique.*

EVOLUTION DU TYPE MINÉRAL.

Le type minéral est susceptible de trois métamorphoses :

1° Gazéification ;
2° Liquéfaction ;
3° Solidification.

Des observations nombreuses, bien recueillies,
permettent d'assurer que le règne minéral terrestre s'est lentement évolutionné suivant ces trois
degrès.

1° *L'évolution gazeuze* qui marque le principe

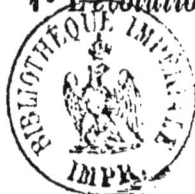

2

de l'existence est caractérisée par des propriétés tant générales que spéciales mal définies. L'étendue est peu limitée, par conséquent la forme indécise ; l'impénétrabilité sensible, à peine la porosité, la divisibilité, la mobilité et l'élasticité étant excessives.

Les agents fluidiques par ordre d'influences peuvent-être groupés ainsi :

Lumière, calorique, pesanteur, électricité-magnétisme.

Les propriétés spéciales sont bien confuses, indéterminées. Elles consistent en quelques teintes louches, quelques densités peu fortes, quelques odeurs.

2 L'*évolution liquide* est un véritable progrès. Les propriétés générales sont plus accentuées : forme sphéroïdale qui fait mieux comprendre ce qu'est l'étendue ; couches de liquides qui indiquent suffisamment ce qu'est l'impénétrabilité ; mélanges de liquides qui démontrent ce qu'est la porosité, la divisibilité ; glissement de molécules les unes sur les autres qui définissent la mobilité ; très-peu d'élasticité.

Les agents fluidiques par ordre d'influences, peuvent être groupés ainsi : Pesanteur, calorique lumière, électricité, magnétisme.

Les propriétés spéciales comportent le degré de liquéfaction, la couleur, la densité, l'odeur, la saveur.

3° L'*évolution solide* marque la perfection de l'idée d'existence.

Chez les minéraux solides les propriétés générales sont nettement exprimées :

Etendue fixe, impénétrabilité évidente, porosité appréciable, divisibilité ; élasticité, mobilité et inertie certaines.

Les agents fluidiques peuvent être par ordres d'influences ainsi groupés : Pesanteur, électricité, magnétisme, calorique, lumière.

Les propriétés spéciales parfaitement déterminées se rapportent à la forme, à la couleur, à la densité, à l'odeur, à la saveur, à la tenacité, à l'élasticité, aux degrès calorimétriques de liquéfaction et de gazéification etc.

Les réponses à ces diverses questions suffisent pour caractériser l'individu. Il y a même, dans cette évolution des êtres minéraux solides, deux périodes bien marquées. La solidification par retrait, par voie d'amortissement de l'incandescence, vulgairement dite solidification par voie ignée ; et la solidification par décompositions chimiques et métamorphoses physiques, par voie de grattage aqueux, connue sous le nom de solidification par voie Neptunienne ou sédimenteuse.

Voici ou s'arrête la création minérale pure, pour laquelle nous n'avons à considérer que l'*action et la réaction d'une matière sur les agents fluidiques*; création minérale qui forme l'intérieur, la surface de la terre et qui formait seul l'atmosphère primitivement.

ÉVOLUTION DU TYPE ORGANIQUE.

Les évolutions du type organique sont de prime abord moins appréciables, cependant on peut encore distinguer trois périodes :

1° *Dans le principe* les propriétés générales de la matière organique sont mal définies ; la forme polyédrique du plus grand nombre des cellules rappelle la forme crystalline des minéraux ; l'accroissement a lieu par intussusception, mais par bourgeonnement, par multiplication *exogène* de cellules ; la composition chimique des diverses parties varie peu, se résout par des formules de corps ordinairement ternaires à équivalents déterminables ; souvent l'être organique répond de la même façon aux mêmes incitations, et les moindres phénomènes météorologiques sont suivis d'effets très-sensibles ; enfin la mort donne le signal de la transformation pure et simple de l'organe en matière inorganique pulvérulente ou carbonneuse.

2° *Dans le progrès*, propriétés générales mieux accusées, forme polyédrique des cellules, plus rare ; ac croissemement par intussusception en tous sens ; composition chimique des diverses parties plus variables, souvent quaternaires ; l'être organique répond différemment aux mêmes incitations ; il est peu sensible aux phénomènes météorologiques et sa mort donne le signal de la transformation de l'organe en une matière fermentescible.

3° *Dans la perfection terrestre et l'état organique*, la forme de l'être comme celle des cellules
est à peu près constamment curviligne, l'accroissement a lieu par intussusception en tous sens et
relativement plus en largeur qu'en hauteur ; la
composition chimique est très-difficile à résoudre
et varie avec les parties, l'être organique lutte
contre les causes incitatrices, est fort peu sensible
aux phénomènes météorologiques et la mort donne
le signal de la transformation de l'organe en une
matière putrescible.

Par rapport aux propriétés spéciales on observe
la même progression ; ces propriétés pour le type
organique se tirent des fonctions :

Or : 1° Dans la première période, confusion de
la plupart des actes fonctionnels, absence de quel-
ques-uns d'entre eux.

2° Dans la deuxième période confusion des phénomènes fonctionnels mais existence de tous ses
actes ;

3° Dans la troisième période localisation de tous
les actes et de tous les phénomènes.

Mais cette progression indéfinie vers l'idéal parfait s'effectue par une gradation elle-même si indéfinie ; la concordance entre les diverses parties,
de l'univers, les êtres et les organes est telle que
la création semble avoir été l'objet d'une seule
conception. Et malgré cela chaque partie est distincte du tout par des caractères d'autant plus frap-
pants que l'on examine des séries plus considéra-
bles.

III.

Accord des êtres.

Malgré les caractères distinctifs, l'accord est parfait pour l'ensemble parce que le mode de création est unique et que les parties sont nécessairement solidaires.

LE MODE DE CRÉATION EST UNIQUE.

En effet l'idée mère de toute création, c'est la transformation du néant en quelque chose que les sens ou l'intelligence peuvent percevoir.

Cette unité de mode a déterminé l'harmonie de l'ensemble créé, tout contenu entre : la matière à l'état rudimentaire ou de chaos, et l'intelligence à l'état de perfection.

Elle a déterminé aussi les distinctions des êtres par les nuances indéfinies qui existent entre ces deux extrêmes.

Les parties sont nécessairement solidaires puisque l'évolution plus complexe contient en elle même les évolutions plus simples, ainsi :

Le règne anthropologique caractérisé par l'intelligence a de commun la sensibilité, le principe vital, le dualisme matériel et dynamique avec le règne animal.

Le règne animal caractérisé par la sensibilité a de commun le principe vital, le dualisme matériel et dynamique, avec le règne végétal.

Le règne végétal caractérisé par le principe vital a de commun le dualisme matériel et dynamique, avec le règne minéral au dessous duquel pour nous est le néant, car la matière ne saurait être appréciable sans les forces.

Il serait facile de démontrer qu'il existe une solidarité analogue entre les classes, les genres, les espèces, les variétés ; c'est sur ce principe que doivent être fondées les classifications naturelles.

On comprend dès lors que les rapports d'un être avec les autres sont en raison directe des propriétés communes, en raison inverse des propriétés spéciales, et que pour avoir une idée exacte d'une création supérieure il faut étudier d'abord les créations inférieures. Ce qui revient à passer du simple au composé.

Cette étude conduira à établir les lois générales des rapports et les diagnoses des règnes que nous avons énoncées sans les démontrer ; elle confirmera d'autre part ce que nous avons dit touchant l'origine , l'évolution et l'accord des êtres.

IV.

Lois générales.

—

I

Les lois générales qui règlent les rapports de la matière avec les agents fluidiques ou dynamiques sont démontrées mathématiquement et expérimentalement en physique. Elles peuvent être ainsi formulées :

1° L'intensité d'action dynamique est directement proportionnelle à la quantité de matière.

2° Elle est en raison inverse du carré des distances de la matière à la source dynamique.

Ces lois également vraies, lorsqu'il s'agit en particulier de la gravitation, de la pesanteur, du son, du calorique, de la lumière, du magnétisme, de l'électricité, subissent des modifications sous l'influence des relations établies entre les divers agents fluidiques combinés; mais nous ne nous occuperons pas de ces questions de détail que l'on trouve d'ailleurs traitées dans les livres spéciaux.

II

Un des caractères les plus palpables d'infériorité de création, c'est que l'effet dynamique se fait sentir sur la molécule infinitésimale, comme sur la masse; il n'y a alors aucune liaison, nulle cohésion entre les molécules d'un même corps, l'évolution gazeuse nous offre ce caractère; à mesure que l'évolution matérielle se perfectionne, les rapports attractifs moléculaires deviennent plus forts, des liquides prennent naisssance; il arrive même que les rapports moléculaires l'emportant sur la puissance dynamique la masse seule et non les molécules distinctes obéit aux lois générales, c'est ce qui a lieu pour les solides; dans des cas plus particuliers, les molécules semblent lutter séparément avec avantage contre les lois, la formation des cristaux nous en offre l'exemple; enfin, sous l'influence d'un principe que nous avons appris à connaître sous le nom de principe vital. cette contradiction de la molécule matérielle et des lois générales dynamiques n'a plus une durée de quelques instants, mais occupe une étendue de temps variable qui constitue la vie de l'individu.

Quoi qu'il en soit, d'un bout de l'échelle à l'autre, chaque masse séparée obéit toujours aux lois générales que nous avons formulées d'après les données scientifiques.

V.

Diagnoses.

EXISTENCE ET VIE.

—

I

Il a été démontré que l'existence, pour se développer, exigeait seulement le rapport de la matière avec les forces.

La vie, en outre de ces conditions, ne se développe que sur des terrains meubles, alimentés par des eaux, pourvus d'un atmosphère et lorsque les fluides impondérables sont presque en équilibre.

Ainsi dans les roches ignées formées en masses amorphes ou crystallines, à une époque où l'air était embrasé, où des courants thermo-électriques démesurés devaient parcourir la terre, on ne rencontre pas trace de fossiles. — Mais depuis que les eaux séparées de l'air (par réfrigération progressive), baignent la terre, s'évaporent, peuvent laisser à nu un limon fluviatile, lacustre ou marin essentiellement meuble, on trouve dans les diverses assises terrestres des êtres organiques d'abord très-imparfaits comme les milieux dans lesquels ils vivaient, ensuite de plus en plus parfaits.

La nécessité d'un quadruple milieu favorable (air, eau, terre, impondérables), pour le développement de la vie est donc un fait rendu certain par l'étude des révolutions dont notre planète a été le théâtre.

II

Nous ne savons d'où provient la matière première, nous ne pouvons déterminer la naissance d'un corps inorganique nouveau qu'en établissant des rapports entre des corps inorganiques déjà existants. S'il y a affinité, susceptibilité de combinaison de ces corps mis en contact, il se forme une substance douée de qualités qui n'ont souvent aucune analogie avec celles des éléments de création aux dépens desquels elle est constituée. En un mot, le minéral nouveau entraîne la disparition de minéraux anciens.

Tout être vivant, né d'êtres semblables à lui, hérite par contre les qualités de ses parents, il provient de cellules ou d'un éclat d'organe qui en est anatomiquement constitué, mais la vie d'un nouvel individu entraîne aussi la disparition immédiate des éléments créateurs.

Chez les espèces supérieures ont reconnaît une double origine (mâle et femelle) aux cellules formatrices de l'être. — Chez les espèces moins parfaites les cellules ne se montrent bien des fois qu'à la deuxième période de leur évolution alors que l'intromission de l'élément mâle dans l'élément femelle est effectuée ; on n'a plus en ce cas sous les yeux des cellules, mais des germes, des œufs, des embryons ; — chez les espèces inférieures les cellules formatrices sont des éclats d'organe, des bourgeons, parce que dans ces premiers rudiments organiques les fonctions ne sont pas localisées et chaque parcelle de l'être peut servir à la vie complète, quelquefois les germes sont mêmes si tenus, il est si difficile de poursuivre la cellule formatrice que certains organismes semblent provenir et naître de la matière inorganique.

Cette sorte de génération spontanée, de procréation de l'organe par la matière inerte soutenu d'abord par Aristote, a eu depuis nombre de zélés partisans. On a même invoqué en sa faveur des observations en apparence très-concluantes, mais les germes organiques sont si répandus dans la nature que pour qu'on n'eût rien à reprocher à ces observations sur la génération spontanée il eût fallu ne pas exposer à l'air libre mais faire passer préalablement dans de l'acide sulfurique concentré les corps qui devaient remplir les appareils, et les appareils eux-mêmes, les garder soigneusement de toute communication avec l'extérieur pendant toute la durée de l'expérience; les porter à une température de 300 ou 400 degrés; ne jamais se servir d'eau même plusieurs fois distillée.

L'épreuve ainsi faite, donne toujours des résultats négatifs ; mais il n'est permis de rien en conclure pour ni contre la génération spontanée, car en détruisant ainsi les germes organiques on détruit aussi les milieux où la vie peut se développer.

On prouve plutôt que la matière organisée morte constitue un sol essentiellement favorable au développement de nouveaux organismes les expériences de Cagnard-Latour, Wigman Adanson, Agardt, Priestley, Cavendisch, Keylmeyer Keiker, Bonnet, plus récemment celles de MM. Pouchet, Pasteur, etc. , mettent ce fait hors de doute ; et les études géologiques ont permis de constater que si le règne végétal s'est developpé sur un détritus minéral, le règne animal à son tour s'est développé sur un détritus végétal.

III

L'existence d'un corps minéral nouveau considérée au moment primitif de sa manifestation n'est à proprement parler que le résultat de la fusion de deux corps, sollicitée par l'affinité contrairement aux lois générales fluidiques.

La vie d'un corps organique nouveau, considérée au moment primitif de sa manifestation n'est à proprement parler que le résultat de la fusion de deux cellules sollicitée par le principe vital, contrairement aux lois générales fluidiques.

Mais il y a cette différence entre l'existence et la vie que le corps minéral après sa formation redevient soumis aux lois générales fluidiques ; tandis que l'organisme vivant lutte contre ces lois.

Deux corps liquides se combinent, donnent
naissance à un dégagement de chaleur, d'électricité,
de lumière, s'élèvent dans le vase contrairement à
la pesanteur; il se forme un corps solide ; mais dès
que celui-ci est formé il ne saurait conserver plus
de chaleur, que les substances minérales voisines,
ni s'élever contrairement à la pesanteur.

Une simple cellule femelle (œuf du follicule ova-
rique), et une cellule mâle (spermatozoïde), sont
mises en présence dans les conditions nécessaires
du développement de la vie; dès que l'intromis
sion du spermatozoïde dans l'ovule s'est effectuée,
on observe des phénomènes d'un ordre nouveau tels
que développement, accroissement par intussuscep
tion, segmentation, formation consécutive de cellules par scission, par bourgeon, par multiplication ; dans chaque cellule fille on reconnaît bien
tôt un nucléole et dans le nucléole un noyau
obscur, trace évidente d'une procréation future.

Un liquide baigne ces parties élémentaires. Ce
liquide d'abord muqueux, et irrégulièrement in-
terposé dans les vides laissés par les tangences
des cellules, sert à la nutrition de l'être ; c'est le
cytoblastème de Schleiden (κυτοσ membrane,
ϐλαστημα germe) qui plus tard, devenu plus fluide,
circulera sous le nom de sang dans des canaux
formés de sa propre substance; ces cellules bientôt
métamorphosées quittent leur forme ovoïde pri-
mitive, deviennent polygonales, côniques, pyra-
midales, cylindriques, fibrillaires, lamellaires,

étoilées.... les noyaux eux-mêmes sont parfois
transformés en grains et les phénomènes com-
plexes de la vie, permettent à des cristaux de certains sels de se déposer au milieu des éléments
primitifs de l'organisme.

La marche de l'agrandissement partiel ou total
des cellules ne saurait être expliquée ni par les lois
physiques ni par les principes de chimie; l'accroissement par emprunt de matières voisines, l'assi-
similation de certaines substances, la désassimilation, le rejet d'autres substances ne reposent en
entier sur aucune notion des sciences inorganiques ; il arrive que la cellule reste stationnaire du
côté où elle est libre et s'accroît du côté où elle est
comprimée, contrairement aux lois les plus évi-
dentes de la statique; que l'assimilation est limitée
à certains moments ; que la même matière em-
pruntée est rendue tantôt intacte, tantôt considérablement modifiée ; que la même cellule à sa naissance se montre tout autrement qu'à sa période
d'état, que les secrétions changent... Enfin les
cellules ou leur contenu sont dans un état conti-
nu de mouvement que l'observation microscopique
permet d'apprécier; la matière cellulaire a horreur
de l'inertie et semble lutter à chaque instant contre les lois du monde inorganique.

VI.

Diagnoses.

VÉGÉTAUX ET ANIMAUX.

Les œufs ou pour parler le langage de notre époque les germes des végétaux et des animaux du dernier ordre ont une ressemblance apparente parfaite ; chacun d'eux en effet affecte la forme de granules et de son développemeat résulte un être organisé cellulaire qui est la *monade* du règne animal ou le *chaos redivivum* du règne végétal.

Observez la monade : c'est une cellule, contenant des granules et un liquide citrin ; cette cellule se meut, s'ouvre, laisse échapper des granules qui bientôt après s'évolutionnent pour former des monades nouvelles.

Observez le chaos redivivum : c'est une cellule contenant des granules et un liquide vert ; la cellule s'éraille, les granules sortent et se prennent à vivre à coté de la cellule mère.

Si les deux liquides de la monade et du chaos n'étaient pas diversement colorés ; si la monade ne cheminait pas tandis que le chaos reste fixe, on ne pourrait distinguer l'animal du végétal.

Or la différence de couleur n'est pas caractérisque puisque certains infusoires ont un liquide vert et de plus la propriété de décomposer, comme les plantes, l'acide carbonique ; la locomotion n'est pas plus caractérisque puisque lés germes de certains agames se meuvent dans le liquide où ils doivent s'évolutionner.

Cette parité dans les phénomènes biologiques primitifs, parité qui devient moins apparente à mesure que les organes se compliquent, mais qui est toujours sensible prouve d'une manière éclatante que le même principe vital régit les animaux et les végétaux.

Notons d'ailleurs que les germes végétaux perdent, en se développant, la faculté de locomotion tandis que le contraire a lieu chez les animaux. Il convient par conséquent d'établir :

1° Que la motilité des végétaux est toujours partielle et temporaire ;

2° Que la motilité des animaux est particlle ou générale, mais qu'elle se développe avec l'individu.

La monade offre un exemple de motilité générale on ne la rencontrerait plus chez les hydres qui jouissent seulement de motilité partielle, mais les éléments anatomiques nouveaux qui composent l'organisme de ces derniers individus, établissent entre les deux règnes des différences marquées : la cellule s'est repliée , le corps a une forme utri-

3

·culaire, présente une surface externe, une surface interne ; dans l'espace compris entre les deux tissus , on voit un cordon blanchâtre placé au niveau du repli cellulaire, et des granules agglomérés qui attendent le moment de leur évolution. Grâce à ce cordon blanchâtre, qui n'est autre que le rudiment du système nerveux, aux fonctions d'assimilation, de désassimilation, de reproduction, communes à tous les êtres organiques, vient se joindre la fonction de sensibilité, caractéristique du règne animal. On conçoit dès lors la vérité de cette proposition :

Les plantes ont une vie végétative dont les effets sont toujours des phénomènes relatifs à l'assimilation , la désassimilation et la reproduction. Les animaux possèdent en outre une vie de sensation, dont le système nerveux est l'organe, et à laquelle se rapportent les phénomènes de sensibilité.

Il importe d'étudier les lois de cette vie végétative et de cette vie de sensation.

VII

Classification naturelle des Systèmes d'Organes.

—

La classification naturelle des systèmes d'organes repose sur l'embryogénie.

Cette branche de sciences naturelles permet d'établir :

Un Système externe

Constitué pour le végétal par l'écorce et ses annexes ; Organes : le cortex, le suber, le liber, les poils, les épines, les aiguillons, les glandules de l'écorce.

Constitué pour l'animal par la peau et ses annexes; Organes : l'épiderme , le derme, le corps muqueux, les productions cornées et pileuses , les glandes de la peau.

Un Système interne

Constitué pour le végétal par l'aubier et la moëlle ;

Constitué pour l'animal par la muqueuse et ses annexes ; Organes : l'épithélium et les glandes du tissu muqueux, les organes de la digestion, de la respiration et leurs glandes.

Un Système moyen

Comprenant pour le végétal des organes vasculaires : vaisseaux laticifères, sève ; et des organes de support : corps ligneux , nervures des feuilles.	Comprenant pour l'animal des organes de la vie nutritive : nerveux centraux et périphériques, vaissseaux artériels , veineux , capillaires, lymphatiques ; et des organes de la vie de relation : musculaires, osseux.

Un Système mixte

Tenant par ses nombreuses sympathies et par une partie des éléments organiques qui le constituent.

Chez le Végétal :	*Chez l'Animal :*
A l'écorce, à la moëlle , aux vaisseaux, aux organes de support ; Organes : les appareils génésiques des deux sexes et leurs annexes.	A la peau, à la muqueuse aux nerfs, aux vaisseaux, aux muscles , aux os. Organes : sens, appareils génésiques et leurs annexes.

Ce tableau permet de comprendre pourquoi il existe une corrélation évidente entre la progression organique végétale et animale ; pourquoi la vie végétative est analogue dans les deux règnes ; et de saisir la distinction nette établie entre le végétal et l'animal , distinction qui provient du rôle joué par le système nerveux.

VIII

Lois de la vie végétative

—

La résistance, due à la vie végétative, que l'Etre organisé oppose aux agents qui tendent à le détruire, est d'autant plus forte que l'organisme est plus compliqué.

Ayez par exemple dans une liqueur des germes de monades et d'infusoires rotateurs, faites développer un courant électrique au millieu du vase les germes des monades périront tandis que ceux des infusoires resteront.

Chez les êtres vivants composés de plusieurs cellules réunies sous forme de tissus, la lutte contre les causes de la destruction sera mieux établie : une propriété spéciale, l'*excitabilité*, préside à la réaction et provoque localement un mouvement borné invisible à l'œil nu, connu sous le nom de mouvement Brownien ; chez des êtres mieux organisés une nouvelle propriété, l'*irritabilité*, rend plus sensible la résistance : brûlez une feuille de sensitive, les feuilles voisines se plieront bientôt, et de proche en proche le même mouvement s'étendra à toute la plante; il arrive même que le mouvement provoqué et visible est dû à une action de l'être, à une propriété de *spontanéité*, qui, à bien la considérer, est comme le dit M. Lavalle l'instinct de la vie moléculaire. Avons-nous besoin de citer pour exemple les mouvements des feuilles (sommeil des plantes), les mouvements des intestins (péristaltiques et antipéristaltiques)?

A côté de cette loi de résistance il est bon d'établir celle-ci de destruction :

La durée de la vie végétative diminue à mesure que l'organisme se complique.

C'est qu'un plus grand nombre d'organes expose fatalement à un plus grand nombre de maladies, chaque organe exige une nutrition particulière, des résistances spéciales, crée des besoins impérieux qui obligent à mener une vie active.

L'activité de la vie végétative augmente avec la perfection des organes.

Cette activité se décèle par une chaleur propre de quelques degrés, chez les êtres organisés du rang inférieur; de 30° à 44° chez les mammifères.

Les hybernants dont l'activité vitale descend, pendant l'hybernation, au niveau de celle des êtres organisés de rang inférieur, n'ont aussi durant ce temps qu'une chaleur propre de quelques degrés. D'ailleurs, les individus qui hybernent ont tous quelque organe imparfait.

D'autre part pour que la vie végétative soit facilitée :

Les organes sont placés dans la position la

*plus avantageuse pour la libre exécution des
actes qui leur sont confiés.*

L'appareil d'assimilation occupe la partie interne du corps ; l'appareil de désassimilation est à la surface externe, etc. On pourrait objecter que les muscles ne sont pas toujours disposés de façon à imprimer le plus de force possible aux leviers qu'ils font mouvoir; mais il faut songer à la faible ténacité de ces leviers.

Les organes sont d'autant plus défendus contre les causes extérieures nuisibles, qu'ils sont plus nécéssaires à la vie du sujet et surtout de l'espèce.

Ainsi la moëlle chez les végétaux, le cœur chez les animaux sont cachés dans la profondeur des tissus; les appareils de reproduction sont placés à l'extrémité de ramuscules, presque inaccessibles chez les végétaux, et dans une partie presque invisible chez les animaux.

Les pouvoirs physiologiques de chaque organe sont d'autant plus restreints que l'Etre est plus haut placé dans la série. — Chez les Etres de rang inférieur, la partie peut remplacer le tout, chez les Etres supérieurs les fonctions se centralisent, les actes se localisent, les mêmes phénomènes physiologiques se passent toujours en des points fixes; les organes, les appareils sont solidaires les uns des autres mais ne peuvent se remplacer mutuellement. Les conditions de vie sont mieux remplies, et cependant le moindre des dangers s'est considérablement accru et diminue la durée de la vie.

Les appareils de la vie végétative (assimilation, désassimilation, reproduction) *existent à l'état rudimentaire chez les Etres de rang inférieur, et chaque partie de ces appareils se développe, et varie à l'infini, pour constituer les divers organismes.*

Cette loi est l'une des plus importantes de l'histoire naturelle générale; elle a servi de base au système des *transmutations des Etres* dont l'idée première remonte à Aristote, et qui, depuis le 18ᵉ siècle a suscité les travaux intéressants de Maillet, de Robinet, de Lamarck, etc. — Marcel de Serres l'a commentée avec succès dans son précis d'anatomie trascendentale, ou il est prouvé que « les règnes organiques examinés par le philosophe spéculateur, apparaissent en quelque sorte comme un seul organisme en voie de formation qui s'arrête en son développement, ici plutôt, là plus tard, et qui détermine à chaque instant des individus nouveaux par l'état même dans lequel il se trouve, et tous les caractères distinctifs anatomiques des classes, des familles, des genres et des espèces.

Une loi constante régit ces modifications:

Quand un organe se perfectionne dans une espèce, il le fait aux dépens des autres appareils qui s'atrophient. Chez l'espèce voisine et supérieure, les appareils atrophiés s'harmonisent avec le nouvel organe. — L'organisme est dès lors plus parfait.

Cette loi ressort de l'étude de l'anatomie comparée; pour ne citer qu'un exemple qui servira de

commentaire ; notons que le passage du quadrupède au bimane se fait par le quadrumane ; or le
quadrupède a des organes essentiellement propres
à la marche ; le bimane a des organes appropriés à
la marche et d'autres destinés à la préhension ; le
quadrumane, chez lequel la main, organe spécial
de préhension apparaît, n'a pas d'organe spécial
affecté à la déambulation.

IX

Lois de la vie de sensation.

—

LA SENSIBILITÉ SE SPÉCIALISE.

Si la vie végétative est commune à tous les Etres organisés, la vie de sensation est départie seulement aux animaux et à l'homme. Elle permet à ces derniers de se mettre en rapport avec le monde extérieur. Nous avons dit plus haut que le système nerveux était l'appareil organique de cette vie, qui est soumise aux lois suivantes :

La sensibilité est d'autant plus générale que l'organisme est plus simple.

Le système nerveux suivant la même progression que les autres appareils organiques.

La sensibilité se spécialise et se localise, à mesure que l'organisme se perfectionne.

De là résulte l'apparition successive des sens qui devant suivre les lois du développement organique, subissent de graduelles modifications dans la série des Etres.

La sensibilité spéciale vit aux dépens de la sensibilité générale, et cette dernière devient d'au-

*tant plus obtuse que les appareils spéciaux sont
plus nombreux et plus parfaits.*

L'étude des mœurs des animaux consacre cette
dernière loi.

*L'intensité et la durée de l'impression sont en
raison des qualités organo-leptiques de l'agent
extérieur.*

*Les sens donnent l'idée exacte de la résistance
que la vie végétative doit opposer à l'agent
extérieur.*

*La sensation perçue fatigue d'autant plus
qu'elle est plus vive.*

*Elle affecte d'autant plus le sens qu'il est plus
développé.*

*Enfin, à cause des organes par lesquels elle se
manifeste, la vie de sensation est soumise aux
lois de la vie végétative.*

X

Parrallèle entre la vie des végétaux et des animaux.

—

La cause active des phénomènes biologiques réside donc toujours chez les individus; le principe de vie ne change pas, et si les conditions sont mieux remplies c'est que les instruments de mani-festation sont plus développés. Les besoins des êtres organiques se décèlent toujours par des actes, que sollicite l'influence du principe vital sur les organes. La différence caractéristique entre le végétal et l'animal, c'est que la fonction s'accomplit chez le premier par *un mouvement moléculaire spontané*, chez l'autre par *une action reflexe*.

Le végétal dirige par un mouvement moléculaire spontané ses racines vers les sources, parce qu'il a en lui-même la cause qui décèle le besoin de l'eau et l'organe pour satisfaire ce besoin.

L'animal distingue par une action reflexe la plante qui doit l'alimenter de celle qui serait vénéneuse, parce qu'il a non seulement la cause

qui décèle le besoin de nourriture, l'organe pour
le satisfaire, mais encore un appareil propre à lui
faire concevoir si l'objet saisi est dans les conditions
nécessaires pour une utile absorption.

Aussi, à mesure que l'appareil de sensibilité se
perfectionne, l'animal reconnaît plus facilement
ce qui lui convient, juge mieux de l'importance
de ses désirs et fait parfois, pour avoir l'objet de
ses convoitises, des raisonnements qui de prime
abord semblent être le fruit de l'induction.

Mais par un examen attentif on ne tarde pas
à reconnaître que ces raisonnements ont pour
base *la matière et les sensations qu'elle fait éprou-*
ver, c'est-à-dire sont instinctifs. On les distingue
aux caractères suivants :

1° Ils sont compris et exécutés de la même
façon par tous les Êtres de la même espèce parce
que tous en ont l'intuition ;

2° Ils ont un but d'utilité pour l'individu ;

3° Ils ne l'induisent jamais en erreur ;

4° Ils sont d'autant plus nombreux et remar-
quables que l'organisme est plus perfectionné ;

5° Enfin ils ne portent jamais sur des abstrac-
tions.

XI

Diagnose du règne Anthropologique.

—

VIE INTELLECTUELLE.

—

Chez l'homme, monade d'un nouveau règne, à l'existence, à la vie végétative, à la vie de sensation s'ajoute la *vie intellectuelle* dont l'*âme* est l'élément. Les actes que l'âme sollicite se manifestent à l'aide des organes, mais, de même que la vie, ne proviennent pas de ces organes.

Ces actes intellectuels se reconnaissent à ce que:

1° *Ils sont compris et exécutés de façons différentes par les divers individus de la même espèce ;*

2° *Ils ne sont pas aussi directement solidaires de l'organisme ;*

3° *Ils sont plus souvent utiles à l'espèce qu'à l'individu ;*

4° *Ils portent sur des abstractions ;*

5° *Ils induisent parfois en erreur.*

Ce dernier caractère n'est pas inhérent à l'intelligence, il provient de ce que chez l'homme l'animalité lutte contre l'esprit, en conséquence de la loi qui veut que tout organe nouveau se développe aux dépens des autres, et qu'ils exercent entre eux une influence réciproque.

L'équilibre imparfait qui résulte de cette lutte, se traduit par des fluctuations nombreuses auxquelles nul individu ne saurait échapper; les plus grands caractères comme les plus petits esprits, la plus ferme volonté comme la plus lâche paresse ne mettent pas à l'abri de ces violentes secousses : personne ne peut soustraire son esprit à l'influence de l'animalité, il n'est pas d'homme qui, si rapproché qu'il soit de la brute, n'écoute un instant les avertissements de la raison.

Mais le bonheur, pour l'homme, résulte de la supériorité acquise de l'un des deux principes, et ce bonheur est bien plus grand si l'intelligence prédomine sur l'instinct.

L'âme caractère, distinctif du règne anthropologique, est donc la cause de nombreux phénomènes biologiques : 1° phénomènes spéciaux qui se rapportent à l'étude, à tous les actes à l'aide desquels l'homme acquiert des notions étendues en toute chose ; 2° phénomènes indirects de lutte avec l'animalité comprenant les actions bonnes ou mauvaises qui touchent directement ou indirectement à la matière et aux sensations qu'elle fait éprouver.

Les phénomènes spéciaux exercent bien une certaine influence, ainsi que le prouvent les recherches de Tissot, de Feijoo, de M. Bouchardat etc. Mais cette influence n'est rien en comparaison de celle exercée par les phénomènes indirects.

Ces dernières amènent des modifications profondes dans les habitudes, la manière de vivre, les milieux et conséquemment la constitution organique des individus ; c'est d'eux que résultent toutes les passions ; et chaque passion composée d'une série spéciale d'actes psycho-instinctifs agit plus spécialement sur un système d'organes, sur un ordre de fonctions de la vie de sensation et il en résulte des troubles identiques.

Le raisonnement que nous avons appliqué à un homme séparément, est encore vrai si on considère une masse d'individus, un peuple et même un vaste empire.

La généralité des sujets d'un royaume lutte à peu près avec d'égales chances de succès contre ses instincts pervers ; de là sans doute cette parité de conceptions, de littératures, de maladies, de propensions des hommes de tout un siècle ou de toute une nation : crédulité au moyen âge, scepticisme au 18ᵉ siècle ; chez les Orientaux luxurieux polygames, le typhus prend la forme abdominale ; chez les Européens actifs, entreprenants, désireux de tout connaître, le typhus revêt la forme céphalique ; l'Anglais mesuré, tiède dans ses désirs comme dans ses excès, est lymphathique ; le Français vif, prompt, est nerveux ; l'Italien emporté, bouillant, est sanguin ; l'Espagnol reservé, méditatif, est bilieux.

Il existe donc une relation constante entre l'âme

et l'instinct, l'instinct et le corps. De telle sorte
que le corps s'accommode à l'instinct, l'instinct à
l'âme *et réciproquement*; c'est-à-dire *que la spécialité organique implique une spécialité instinctive, et celle-ci chez l'homme une spécialité morale.*

De là vient que la configuration extérieure et
la configuration intérieure varient pour chaque
individu, et lui donnent une expression propre.
Cette configuration étant l'image de la substance
porte souvent l'empreinte de l'essence, et par là
se trouvent plus solidement et plus évidemment
établis les rapports du physique et du moral.

Hâtons-nous d'ajouter que ces spécialités ins-
tinctives et morales innées sont bien susceptibles
de modifications. La volonté de l'homme corrige
la spécialité instinctive ainsi que le prouvent les
faits de domesticité, d'apprivoisement, etc. Et si
ces résultats s'obtiennent sur des animaux par
une éducation de quelques heures, combien la
spécialité morale innée n'est-elle pas changée par
cette volonté ferme, constamment appliquée à l'é-
ducation de l'homme. Grâce à cette volonté l'intelligence peut toujours triompher de l'instinct; voilà
pourquoi l'homme est doué du libre arbitre; et
aussi pourquoi une malheureuse organisation
doit être cause de penchants criminels, mais ne
saurait les excuser.

4

XII

CONCLUSIONS

—

Tels sont les principes philosophiques qui doivent servir de guide dans l'étude de l'histoire naturelle ; ils rallient les parties si diverses de la plus vaste science, ils permettent d'en mieux voir l'ensemble ; de concevoir l'utilité des moindres détails, et surtout de saisir la différence qui existe entre l'étude des minéraux, des plantes, des animaux et de l'homme. — En s'élevant de l'existence à la vie de végétation, à la vie de sensation, et à la vie d'intelligence, on sent que l'horizon s'agrandit, que le problème se complique, et l'on est tout disposé à ne pas employer les mêmes procédés d'expérimentation, ou les mêmes raisonnements sans restrictions préalables. Enfin, en évitant un sophisme commun aux savants qui font trop l'analyse, et aux philosophes qui font trop la synthèse, on fait jouer sans exagération à chaque élément de l'économie, le rôle qu'il doit remplir.

TABLE

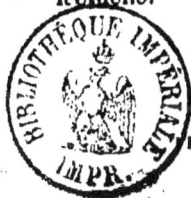

FIN DE LA TABLE.

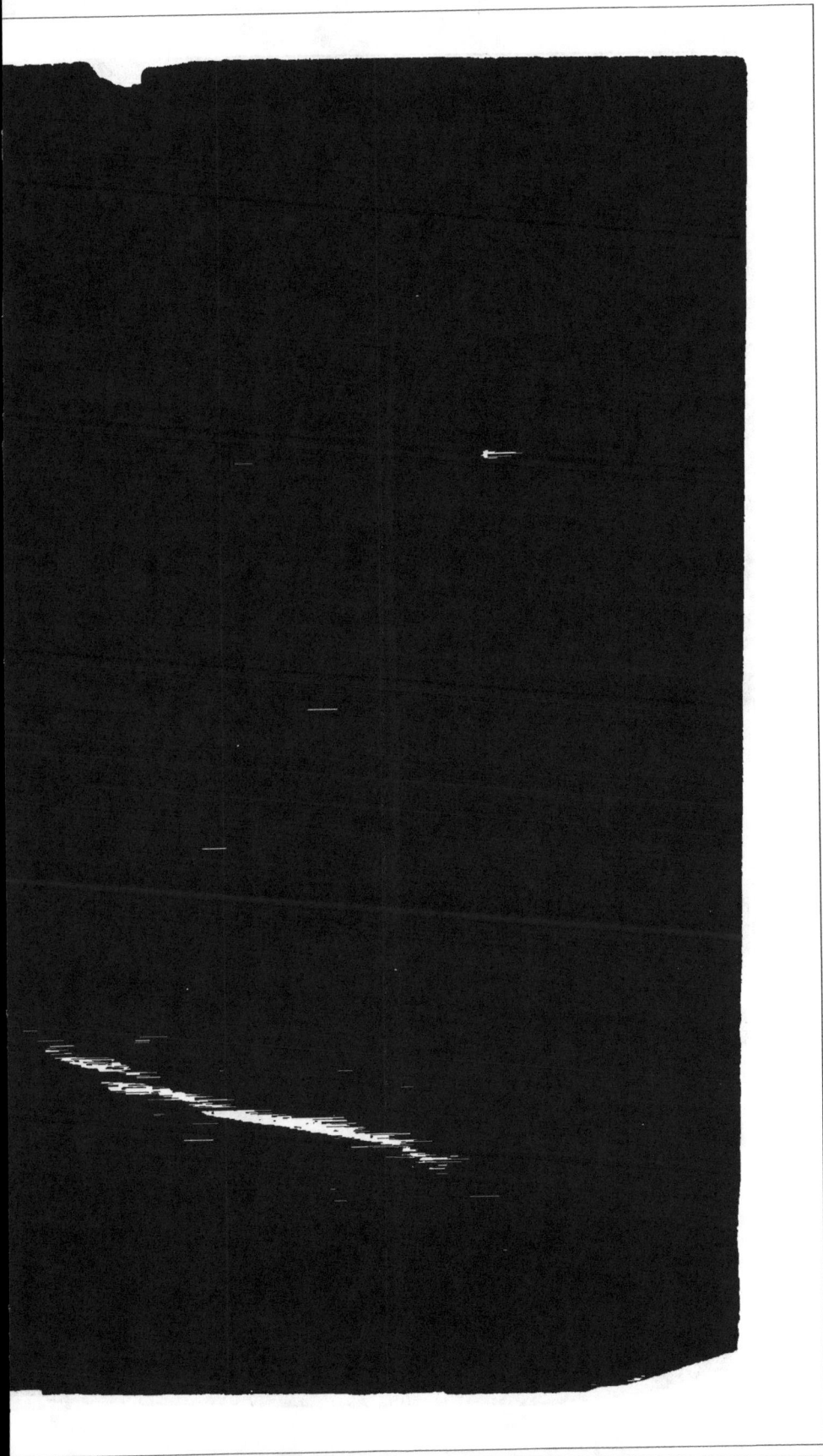

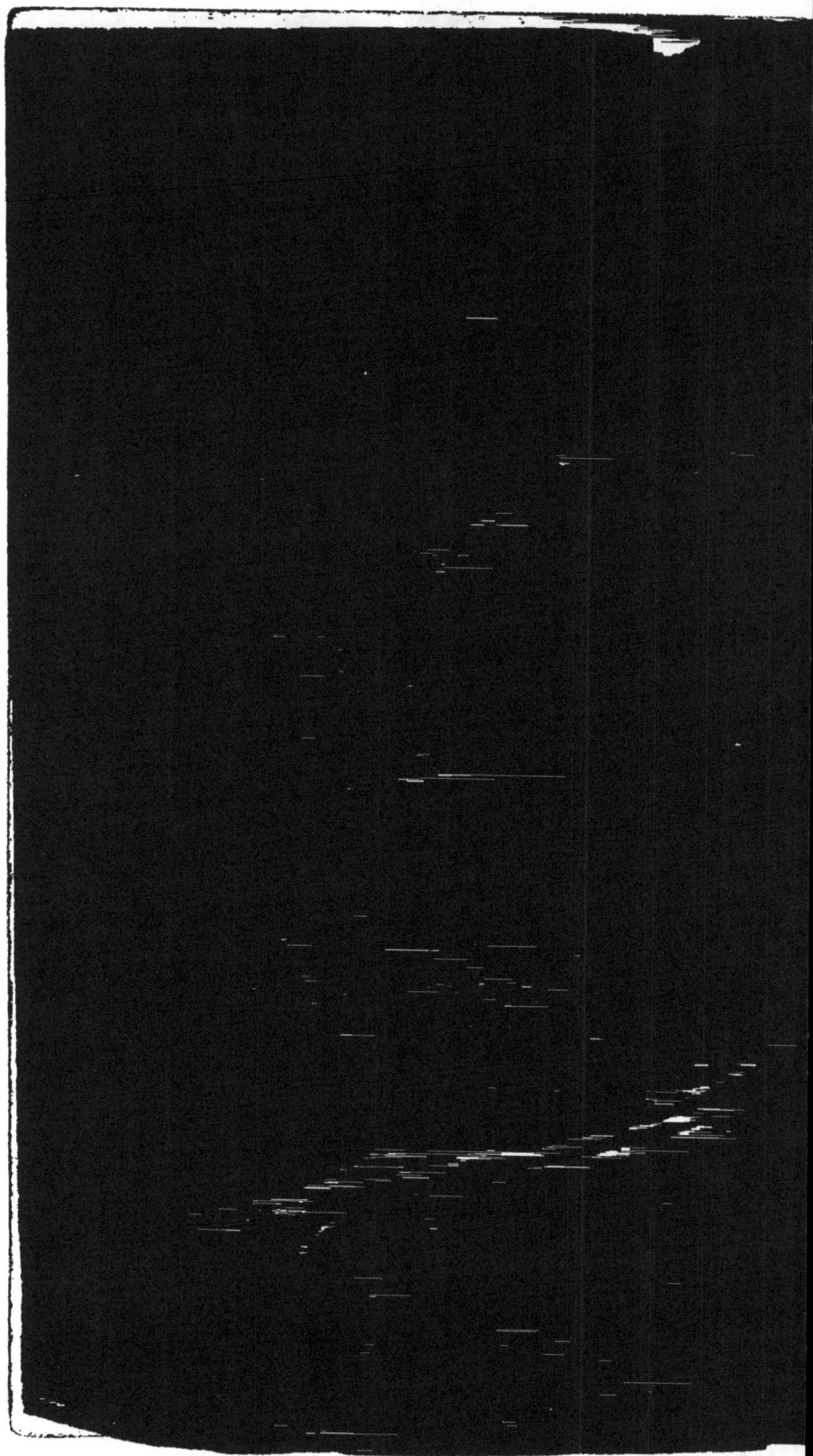